CONSIDÉRATIONS

SUR LA

PATHOGÉNIE

ET SUR LE

TRAITEMENT DU DIABÈTE

PAR

Le D' A. DUMOULIN

Ancien interne lauréat des Hôpitaux de Paris,
Médecin-Inspecteur des eaux de Salins,
Membre de la Société d'hydrologie, de la Société médicale d'émulation,
de la Société anatomique, de la Société de médecine de Besançon,
Médecin du chemin de fer,
Lauréat de l'Académie de Médecine.

Salins

1877

LONS-LE-SAUNIER

IMPRIMERIE ET LITHOGRAPHIE DE VICTOR DAMELET

—

1877

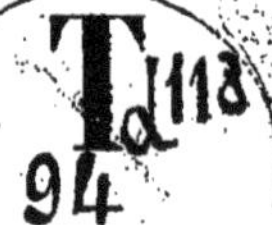

CONSIDÉRATIONS

SUR LA

PATHOGÉNIE

ET SUR LE

TRAITEMENT DU DIABÈTE

CONSIDÉRATIONS

SUR LA

PATHOGÉNIE

ET SUR LE

TRAITEMENT DU DIABÈTE

PAR

Le Dr A. DUMOULIN

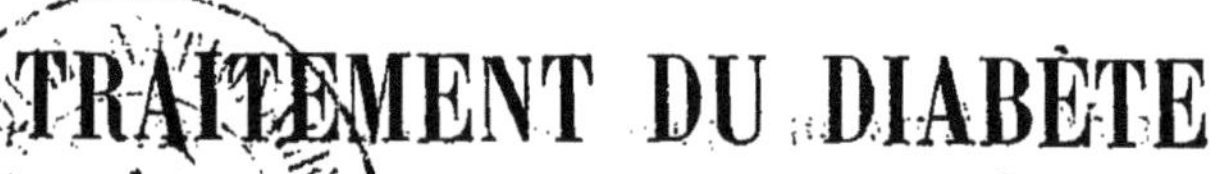

Ancien interne lauréat des Hôpitaux de Paris,
Médecin-Inspecteur des eaux de Salins,
Membre de la Société d'hydrologie, de la Société médicale d'émulation,
de la Société anatomique, de la Société de médecine de Besançou,
Médecin du chemin de fer,
Lauréat de l'Académie de Médecine.

Salins

1877

LONS-LE-SAUNIER

IMPRIMERIE ET LITHOGRAPHIE DE VICTOR DAMELET

—

1877

Ouvrages de M. le Dʳ A. DUMOULIN

1. De la Cachexie syphilitique. Thèse inaugurale. Paris, 1848.

2. Quelques considérations sur la pathogénie des corps mobiles des articulations. Paris, 1849.

3. Considérations sur quelques affections scrophuleuses observées chez le vieillard. Paris, 1854.

ÉTUDES MÉDICALES SUR LES EAUX DE SALINS.

4. Des Eaux minérales de Salins. Paris, 1860.

5. De l'eau de la source de Salins et de son emploi en thérapeutique. Paris, 1861.
   (Mémoire publié dans la Revue d'hydrologie médicale française et étrangère de Strasbourg).

6. Du traitement du rhumatisme par les eaux minérales. Paris, 1861.

7. Études de chimie, de matière médicale et de thérapeutique sur les eaux minérales de Salins. Paris, 1863.

8. De l'action reconstituante des eaux de Salins. Paris, 1865.

9. Des conditions pathogéniques de la phthisie au point de vue de son traitement par les eaux minérales. Paris, 1865.

CONSIDÉRATIONS

SUR LA

PATHOGÉNIE

ET SUR LE

TRAITEMENT DU DIABÈTE

Le diabète, de διαϐαινειν, *passer à travers*, n'est en réalité que la désignation d'un symptôme, le passage du sucre dans l'urine ; et, sous ce rapport, on pourrait nommer diabète ou glycosurie un même fait pathologique.

Mais il est d'usage aujourd'hui de réserver le nom de diabète à une affection dont la glycosurie et la polyurie ne sont pas les seules expressions phénoménales.

Et cependant, quand il s'y joint l'irrégularité dans l'appétit, souvent la boulimie, la soif exagérée, l'acidité de la salive, la sécheresse de la peau, l'amaigrissement, les tubercules pulmonaires, cet ensemble de symptômes qui caractérise une ruine profonde et rapide de l'organisme n'appartient pas à une maladie dont la nature pathologique soit connue d'une manière bien précise.

On voit, en effet, et je vais y revenir, que certaine lésion précise d'un point du système nerveux produit la glycosurie ; mais si la physiologie nous donne la clé du trait d'union entre une lésion nerveuse et un symptôme important, elle ne saurait nous dire en vertu de quelle évolution pathologique se produit cette lésion nerveuse, soit par irritation du poumon ou du bout supérieur du pneumogastrique coupé, soit par une irritation de la moëlle allongée, qui augmente son action réflexe.

On voit donc de quelles obscurités, sous ces points de vue, est encore entourée cette question du diabète.

Des points de physiologie pathologique sont aujourd'hui éclairés expérimentalement ; mais c'est une lumière limitée qui se borne à expliquer un acte de physiologie pathologique, sans jeter le jour nécessaire pour déterminer la nature pathologique de l'affection.

Aussi, le traitement du diabète est-il incertain, hésitant.

Ici, l'art ne peut procéder par déductions sûres, précises ; il ne peut être le corollaire de la science, car, pour bien connu que soit physiologiquement le mode de production de la glycosurie, il faut se rappeler que tout traitement, pour se conformer à une règle importante d'art médical, ne doit pas s'adresser exclusivement à un symptôme ou à une lésion ; il doit avoir pour objectif la maladie entière, l'unité morbide et non pas seulement une de ses parties. — Or, la nature pathologique du diabète n'est point encore parfaitement définie. Il reste à travailler sur ce sujet.

Que le diabète soit l'expression phénoménale d'une désassimilation, cela n'est pas douteux, et il n'a pas fallu, tant s'en faut, arriver à l'époque contemporaine pour en être assuré. Cela, d'aillleurs, se comprend aisément.

En clinique, l'on saisit parfaitement les signes de ces

désorganisations, sans savoir encore comment les actes pathologiques évoluent et comment ils se succèdent les uns aux autres.

Cullen prétendait que, dans le diabète, il y avait une altération dans les forces d'assimilation.

Rollo, Gueudeville de Caen, *Thénard, Dupuytren* ont certainement pensé de même, quand ils prescrivaient aux diabétiques une nourriture animale.

M. le professeur Andral, un chercheur, tout en admettant l'opinion de Cullen, ne voulut pas s'en tenir là ; il voulut expliquer le phénomène, disant toutefois :

« Je ne puis aujourd'hui proposer que des hypothèses dont j'avouerai volontiers l'insuffisance (1). »

Et M. Andral expose ces hypothèses :

« Le point de départ de la maladie serait la suppression de la sueur et la perversion de sécrétion des muqueuses et des glandes de l'appareil digestif (2). »

Et il poursuit à la même page :

« Voilà l'hypothèse qui actuellement me semble la plus vraisemblable ; il en est une autre qui, quoique paraissant en différer beaucoup, présente cependant plus d'un point de contact ; je vais l'exposer.

« On peut placer dans le système nerveux le point de départ du diabète ; au premier abord, on pourrait prendre cette localisation pour une note d'ignorance, car chaque jour ne dit-on pas d'une maladie dont l'essence est inconnue : C'est une maladie nerveuse, c'est-à-dire nous ne savons rien ? Mais, dans le diabète, j'accorde à cette idée une autre signification.

« Les fonctions des nerfs sont aussi variées qu'impor-

---

(1) *Cours de pathologie interne*, 2ᵉ édition, tome II, page 252.
(2) Même ouvrage, tome II. page 253.

tantes, dans la vie animale comme dans la vie de relation ; ils président non-seulement aux sensations, à la
sensibilité, mais encore aux fonctions diverses qui con-
courent à l'acte de la nutrition. Là, ils agissent souvent
comme servant de conducteurs entre les différents
organes glandulaires, ils établissent la communication
et impriment peut-être l'activité aux différentes piles
qui effectuent les décompositions si variées et toujours
renaissantes qui s'exécutent dans l'économie. D'un côté,
un produit alcalin ; de l'autre, un produit acide ; c'est
une règle invariable, c'est un indice évident d'actions
qui ne trouvent d'analogue que dans les décompositions
effectuées au moyen de la pile voltaïque ; à quoi bon
supposer une force nouvelle quand une force connue
vient nous rendre un compte suffisant de mystérieux
phénomènes ? Or, si l'on admet qu'il existe dans l'économie des organes qui agissent comme des piles, si l'on
admet également que ce sont les nerfs qui servent de
conducteurs ou qui communiquent de l'activité à ces
piles ; si l'on considère, d'une autre part, que dans les
diabètes toutes les sécrétions subissent de profondes
modifications, ne pourrait-on pas admettre que le point
de départ de la maladie existe dans les organes qui
mettent en jeu ces admirables instruments, c'est-à-dire
dans le système nerveux ? »

Voilà où en était la science, et déjà bien avancée, en
physiologie pathologique.

Elle jalonnait la route à suivre, celle dans laquelle
s'est engagé M. Claude Bernard.

L'expérimentation allait confirmer ces larges vues
que lui avait fournies l'intuition en quelque sorte.

M. Claude Bernard a donc précisé davantage et expérimentalement l'action du système nerveux dans la

production du diabète, ou mieux de la glycosurie. Ce sont de grandes recherches, mais si belles qu'elles soient, elles portent des fruits limités, parce qu'elles ne peuvent étendre le cercle de la lumière qu'elles répandent au-delà de l'anatomie pathologique; elles éclairent un des phénomènes du diabète, la glycosurie, un phénomène très-important sans contredit et inhérent à ces désordres, à cette ruine que nous appelons la *désassimilation* mais elles n'expliquent pas le diabète tout entier. Mais, avant d'en parler davantage, je veux dire quelques mots d'une théorie qui a eu un certain retentissement, la théorie de M. Mialhe, ingénieuse, émanant logiquement, dans son erreur, des théories chimiques renouvelées de Sylvius de Le Boé et de ses adhérents au XVIIe siècle.

M. Mialhe croit à l'insuffisance de l'alcalinité du sang, insuffisance d'alcalinité qui amène ce résultat, que la destruction du sucre ne peut s'opérer dans l'organisme suivant les conditions normales.

M. Mialhe fut amené à sa théorie par ce fait, constaté par lui, que le sucre de raisin ou de diabète n'a pas d'action réductive sur l'oxyde de cuivre, soit à chaud, soit à froid, et qu'il n'acquiert cette propriété qu'après avoir été influencé par une substance alcaline libre ou carbonatée.

Et voici comment M. Andral explique le mécanisme de la théorie de M. Mialhe (1) :

« Il résulte de ces recherches que toutes les substances alimentaires hydrocarbonatées, telles que le sucre de raisin, la gomme d'amidon ou dextrine, etc., ne peuvent

______

(1) *Cours de pathologie interne*, 2e édition, tome Ier, page 454.

2

éprouver le phénomène de l'assimilation qu'après avoir été transformées par les alcalins du sang en de nouveaux produits, au nombre desquels figure un corps doué d'un pouvoir désoxygénant très-énergique et tel qu'il réduit le peroxyde de fer en protoxyde, les sels de bioxyde de cuivre en sels de protoxyde et même en cuivre métallique, etc. »

De ce qui précède découle une conséquence forcée, c'est que les sujets chez qui la décomposition chimique a lieu, lors de l'ingestion des matières sucrées ou amylacées dans l'économie, ne sauraient avoir du sucre dans leurs excrétions rénales. Or, c'est l'état normal de l'homme, tandis que, chez le diabétique, cette importante décomposition ne saurait avoir lieu, et voilà pourquoi les individus affectés de diabète ne suent pas, et comme toutes les sécrétions cutanées sont acides, il s'ensuit que, lorsque ces sécrétions sont supprimées, la présence dans le sang des alcalins libres ou simplement carbonatés devient impossible, et par suite la réaction chimique, cause première de l'assimilation, devient impossible aussi ; ce qui fait que le sucre sort de l'économie avec toutes ses qualités premières.

Le diabète tient donc à un vice d'assimilation ou de nutrition. Le sucre, loin de pouvoir servir à l'accomplissement des mutations organiques, agit comme un corps étranger dont l'économie tend sans cesse à se débarrasser. Ainsi, le fait chimique de la saccharification outrée des matières amylacées, dans les cas de diabète, n'est qu'un phénomène insignifiant, qui n'explique aucunement l'espèce d'intoxication passive que les matières sucrées font éprouver aux personnes chez qui la composition du sang est changée, c'est-à-dire chez les diabétiques.

M. Bouchardat a prescrit aux diabétiques un régime purement animal et azoté, se basant sur ce que le caractère principal du diabète est le défaut d'assimilation des substances alimentaires.

Voilà donc comment on procède : — Ici, l'on invoque un état particulier du système nerveux, et M. C. Bernard cherche à préciser cet état; — là, on invoque une altération chimique du sang et l'on veut corriger cette lésion en fournissant au liquide nourricier les alcalins qui lui manquent; — ailleurs, on invoque une cause possible du diabète, le défaut d'assimilation des aliments, et une diététique différente est à peu près le seul traitement prescrit.

Dans ces diverses manières de raisonner, on n'envisage qu'un côté de la question :

Ici, l'on fait de l'anatomie pathologique, — sous prétexte de pathologie, bien entendu, — ce que l'on fait si souvent et depuis si longtemps.

Là, on fait de l'étiologie.

Mais on n'en est pas plus avancé quant à la détermination de la nature pathologique du diabète, et le traitement, en tant que traitement, n'a été qu'une conséquence de l'interprétation erronée des choses en médecine, comme prendre la lésion pour la maladie, la partie pour le tout.

Cette erreur est un mode de procéder fort ancien. C'est ce qu'a toujours fait l'organicisme, depuis le solidisme d'Asclépiade, le méthodisme de Thémison et l'humorisme encore antérieur de Proxagoras de Cos, — jusqu'à l'organopathie de M. Piorry.

Tout se tient, tout s'enchaîne, et, parti de prémisses qui sont fausses, comme prendre la lésion pour la maladie, la partie pour le tout, on arrive, logiquement d'ailleurs, à des vérités de conséquence qui sont le suprême de l'erreur, ainsi l'organopathie (1). — On peut dire qu'ici le résultat est tellement énorme, tellement monstrueux, reniant la tradition médicale, confondant le sens commun par ses conséquences, que cela devrait donner à réfléchir sur la sûreté de la route parcourue.

Et, qu'on en soit bien persuadé, tout organicisme mène logiquement à l'organopathie.

M. C. Bernard, matérialiste en philosophie, *et comment ne le serait-il pas s'il est conséquent avec sa théorie physiologique?* puis logiquement organicien, en médecine, à en juger par ses œuvres, n'a pas fait autre chose que de l'anatomie pathologique à propos du diabète.

Eclairé par le fait clinique connu depuis longtemps et très-aisément appréciable, le phénomène de désassimilation dans le diabète, M. Bernard cherche à le préciser et à en avoir la clé ; mais, malgré ses savantes expérimentations, bien qu'il ait produit à volonté en quelque sorte la glycosurie, par le fait d'une lésion précise, toujours la même, d'un point du système nerveux, il n'a pas modifié le fait clinique connu précédemment, indiqué notamment par M. Andral, et surtout il n'a pas, parce qu'il ne le pouvait faire dans cette voie, apporté une notion nouvelle au traitement.

Pour lui, comme pour ses prédécesseurs cliniciens, il y avait toujours dans le diabète un acte pathologique, la désassimilation, la présence du sucre de raisin dans

---

(1) L'organopathie est le *summum* de l'erreur, si l'on prétend la substituer, en médecine, à l'étude de la maladie, de l'unité morbide, car elle rompt avec la tradition, *cet élément si important de la certitude.* — Mais elle peut avoir des résultats utiles. Elle est, dans les termes de la signification étymologique de son nom, une magnifique étude : l'étude de l'organopathie est en effet la base de la physiologie pathologique.

l'urine, cet acte fût-il même provoqué à volonté, comme cela a été fait, en raison des désordres produits par lacération ou par piqûre sur les origines du nerf vague, au niveau du quatrième ventricule ou sur le nerf vague lui-même.

La théorie de M. C. Bernard, expérimentateur de premier ordre incontestablement, est sans doute bien remarquable : les faits s'y enchaînent, ils se suivent ; une déduction logique les met tour à tour en relief ; mais M. Bernard ne fait en tout ceci que de la physiologie, et enfin le couronnement de son œuvre est une pure erreur, non-seulement au point de vue de l'*Ontologie médicale*, cette doctrine vraie et philosophique, mais aussi au point de vue des grands monuments de la médecine traditionnelle. Je cite textuellement :

« Le principe que j'ai cherché à mettre en évidence, c'est que la pathologie et la physiologie ne se séparent réellement pas dans leur étude scientifique, et qu'il n'est pas nécessaire d'aller chercher l'explication des maladies dans des forces ou des lois qui soient d'une autre nature que celles qui régissent les phénomènes ordinaires de la vie (1). »

M. C. Bernard fait donc rentrer la pathologie dans le domaine de la vie. L'étude des maladies rentre alors dans l'étude physique de l'homme.

Et plus loin (2) : « Les expérimentateurs de tous les pays qui, depuis l'antiquité, ont cherché à rapprocher la médecine de la physiologie et des diverses sciences physico-chimiques, sont les vrais promoteurs de la médecine expérimentale. Je rappellerai ici les noms des

---

(1) Avant-propos des *Leçons de pathologie expérimentale*, 1872, page 7.
(2) Avant-propos, *id.*, page 9.

hommes illustres qui, depuis un siècle, m'ont précédé dans la chaire de médecine du Collége de France. » Et il cite les noms célèbres d'Antoine Portal, de Laennec et de Magendie.

Combien les travaux de M. Bernard seraient plus fertiles pour la science si leur auteur, soit trompé par leur importance incontestable, soit engagé d'abord sur une fausse voie, n'eût eu la décevante ambition d'être le fondateur d'une médecine nouvelle! « J'aurai ainsi contribué, dit M. C. Bernard, dans la mesure de mes forces et des moyens dont je dispose, à la fondation de la médecine scientifique ou expérimentale (1). »

Encore une fois, tous ces travaux, fort beaux assurément et qui placent leurs auteurs au premier rang de la science, élargissent sans contredit le cercle des connaissances en anatomie et en physiologie pathologiques, mais ils ne visent pas la *maladie*, car ils ne voient en elle qu'une lésion matérielle et rien autre. *Nihil est in intellectu quid sit non prius in sensu.* Ce vieil adage du sensualisme, dans ses applications à la médecine, entraîne à ne pas tenir compte de la médecine d'observation, de la médecine traditionnelle : l'organicisme, bien vieux, démodé, s'appelle aujourd'hui médecine expérimentale; il travaille toujours, mais il se trompe de voie ; il est la négation logique et nécessaire de la maladie. Des trois éléments de la certitude, le *sens commun* la *tradition ou le témoignage des hommes*, la *relation des sens*, il ne s'appuie que sur ce dernier élément et, partant, d'une vérité de principe qui est fausse, il arrive, logiquement d'ailleurs, à une vérité de conséquence qui est une erreur.

---

(1) Avant-propos des *Leçons de pathologie expérimentale*, 1872, page 7.

Mais la tradition réclame contre l'oubli dans lequel on la laisse et le sens commun proteste.

Et maintenant, quelle thérapeutique peut-on avoir avec un pareil système ?

M. Bernard ne se préoccupe pas d'ailleurs du traitement des maladies et son opinion n'est certes pas en faveur des thérapeutistes. Voici comment il s'exprime à leur endroit :

« Quant à la physiologie, outre l'intérêt qu'elle offre comme science, elle devrait avoir pour effet de prémunir contre l'usage d'une multitude de médicaments inertes et surtout de médications absurdes, mal étudiées. Nous en sommes où en étaient les alchimistes ; nous cherchons parfois des absurdités, mais des faits précieux pourront en sortir. Ce n'est que lorsque les faits pourront se grouper sous des lois qui les expliquent que la pathologie devra s'en emparer, et ce n'est qu'alors que la thérapeutique scientifique pourra être créée (1) »

Pour M. Bernard, la médecine est à faire. Il faut, à l'aide de la physiologie, connaître le mécanisme des maladies.

Partant de ce fait que les cliniciens Rollo, Gueudeville, Contour ont tous observé que les organes les plus spécialement lésés dans le diabète sont les *muscles*, qui perdent beaucoup de leur volume, la *peau*, qui ne remplit plus ses fonctions et qui est d'une sécheresse remarquable, les *poumons*, où se développent des tubercules, M. Bernard en conclut « que les organes qui semblent le plus souffrir sont donc précisément ceux qui, chez le fœtus, sont normalement pourvus de matière glycogène. Les autres organes n'ont pas souffert:

---

(1) *Leçons de pathologie expérimentale*, page 329.

leurs fonctions s'exécutent au contraire avec une remarquable activité (1). »

Le fait est que les fonctions digestives sont exagérées, et cependant la nutrition ne se fait pas chez l'adulte comme chez l'enfant, la matière glycogène passerait de la forme amyloïde à un état d'organisation plus complexe ; mais cet état d'organisation peut être entravé, toute la matière glycogène se change en sucre de raisin. « Chez tous les animaux, dit M. Bernard, les phénomènes nutritifs sont de deux ordres : les uns répondent à l'*assimilation*, les autres à la *désassimilation*, représentant ainsi deux tendances chimiques opposées, l'une d'organisation, l'autre de désorganisation. Pour appliquer cette notion générale à la matière glycogène, nous dirons qu'une partie de cette matière s'assimile et que l'autre se désassimile. Le diabète répondrait à une activité prépondérante de la désassimilation (2). » Le système nerveux règle ces phénomènes, et l'action nerveuse est de deux sortes : l'appareil nerveux d'une glande (et ceci s'applique au foie) est double, constitué d'une part par le grand sympathique, de l'autre par le système nerveux cérébro-spinal, en outre des nerfs de sentiment, qui interviennent aussi dans le phénomène de la sécrétion.

Le nerf grand sympathique serait le modérateur des fonctions ; sous l'influence de son action, les substances pourraient, en séjournant dans les organes, y subir les métamorphoses nécessaires et servir de la sorte à la nutrition.

Le grand sympathique est le nerf de la nutrition pro-

----

(1) *Leçons de pathologie expérimentale*, page 332.
(2) Même ouvrage, page 333.

prement dite; il entretient l'assimilation. Voici la conclusion de M. C. Bernard :

« Chez les diabétiques, le foie sécrète trop. La matière qui s'y change en sucre ne peut être transformée en un produit d'une organisation plus complexe La désassimilation est devenue prépondérante. On peut donc considérer le diabète comme une maladie nerveuse due à un excès d'action du nerf désassimilateur du foie, qui entraîne la désassimilation prématurée d'une matière qui devait servir d'une autre manière à la nutrition (1). »

Je disais plus haut que M. Bernard, fort sceptique à l'endroit de la thérapeutique, ne pouvait préconiser aucun traitement ; mais, au contraire, le traitement qu'il indique est parfaitement en conformité d'idées avec sa théorie.

Fidèle à son système de médecin physiologiste et fort logique en son organicisme savant, il termine ainsi :

« Le traitement du diabète devrait donc s'adresser au système nerveux. Si l'on pouvait galvaniser le grand sympathique, ce serait probablement un moyen utile. Mais avant d'arriver à un traitement physiologiquement rationnel, il faudrait résoudre une foule de questions qui attendent encore leur solution de la science physiologique. »

Que conclure ?

M. Bernard a rendu un grand service à l'anatomie pathologique; il a éclairé de lumières remarquables une des formes de la désassimilation; — mais, qu'on le sache bien, *la glycosurie expliquée n'explique pas le diabète*, la lésion n'est pas la maladie, la partie n'est pas le tout.

---

(1) *Leçons de pathologie expérimentale*, 1872, page 338.

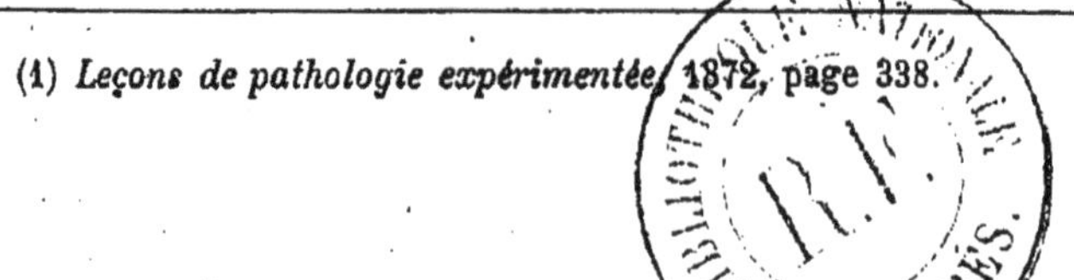

Mais il y a encore une autre théorie qui me paraît être du domaine de l'hypothèse.

« D'après Tschérinoff, ce ne serait pas la substance glycogène qui, dans le foie, se transformerait en sucre, mais, bien au contraire, le sucre arrivant dans le foie s'y transformerait en matière glycogène. Cette dernière ne devrait donc pas être appelée glycogène, mais glyco-phthinium, « substance qui détruit, qui use le sucre. » Ainsi, le foie ayant perdu la faculté de détruire le sucre, de le transformer en glycophthinium, le sucre resterait contenu dans le sang et produirait ainsi le diabète (1). »

Pour ceux qui seront séduits par cette hypothèse, que va devenir la théorie de M C. Bernard sur la présence chez le fœtus d'une quantité abondante de matière glycogène sous sa forme amyloïde, dans les muscles, dans les poumons, dans la peau et dans ses dépendances ?

« Pourquoi le poumon, les muscles, la peau, nous offrent-ils chez le fœtus la matière glycogène sous sa forme amyloïde? Je l'ignore. Mais le fait est bien constant. Les systèmes nerveux, glandulaire, osseux, etc., forment à ce point de vue une autre catégorie. Tels sont les faits que nous montre l'observation des phénomènes de développement des tissus. Chez le fœtus, dans une première période de la vie embryonnaire, les nerfs sont sans action sur les phénomènes chimiques de l'organisme ; en cela, les fœtus ressemblent aux végétaux. Il n'en est plus de même de l'adulte. Chez celui-ci, le système nerveux règle, au contraire, par son influence, tous les phénomènes qui s'accomplissent entre les

---

(1) J'ai trouvé cette interprétation pathogénique du diabète dans le *Traité de pathologie interne* de Niemeyer, tome II, page 927.

organes et le sang, qui forme autour d'eux un véritable milieu interne, liquide.

« Chez l'adulte, le foie est l'organe dans lequel s'est concentrée la maladie glycogène, sur la production et la destruction de laquelle le système nerveux exerce évidemment une grande influence. Or, c'est précisément dans cette action du système nerveux que nous devons chercher l'explication du mécanisme du diabète (1). »

Ces théories, qui s'éloignent l'une de l'autre, se rassemblent sur un terrain, celui de l'anatomie pathologique. On cherche la pathogénie du diabète et on veut la trouver dans une lésion.

Et cependant, à la page suivante. M. Bernard dit :

« Le diabète est une maladie caractérisée, en général, *comme on sait*, par de *l'amaigrissement, une grande débilité musculaire*, de la *glycosurie;* elle se complique assez souvent, vers la fin, de *phthisie pulmonaire.* »

Eh bien, je le demande maintenant, n'avons-nous pas un cadre pathologique remarquable et présenté par un anatomo-pathologiste, peut-être plus sévère sur son terrain que bien d'autres, mais enfin par un anatomo-pathologiste, par le représentant peut-être le plus autorisé, en raison de ses magistrales expériences, de la médecine physiologique moderne ?

Ce membre de la phrase de M. Bernard, COMME ON SAIT, *que j'ai déjà souligné*, appliqué aux phénomènes pathologiques du diabète, n'est-ce pas *reconnaître la notion traditionnelle?*

Quoiqu'on veuille, peut-être entraîné par les déductions logiques d'un système philosophique qui est une

---

(1) M. C. Bernard : *Leçons de pathologie expérimentale*, page 330.

pure erreur, et par telles étapes qu'ait passé la science sous le joug d'idées préconçues, l'on y arrive malgré soi : *l'on s'incline devant les âges passés, l'on honore les grands hommes dont les œuvres ont jalonné la voie si belle de la science* et — car c'est un héritage légitime — *l'on puise dans le trésor que nos aïeux nous ont légué.*

La médecine ne saurait faire en cela autrement que les autres branches des connaissances humaines. Cela n'est que très-heureux et cela prouve que l'on peut être inconséquent avec bonheur : on est plus médecin, qu'on me permette cette expression, dans le sens vrai du mot, qu'on ne veut le paraître.

Quant à *l'anatomie pathologique du diabète*, elle est à peu près faite, je veux dire *quant à ce que la notion des sens doit y rechercher.*

Quant aux symptômes, ils sont connus. Pour ne parler que des principaux, l'*amaigrissement*, la *grande débilité musculaire*, la *glycosurie*, la *polyurie*, la *phthisie pulmonaire*, ils sont encore traditionnellement ceux du diabète.

Que veut-on de plus pour la *certitude philosophique*, qui s'impose après tout, en tant que certitude, à toutes les branches des connaissances humaines ?

On a, pour le diabète, cette certitude complète, ce trépied sur lequel elle repose :

1° La *notion de maladie.* — C'est le *sens commun* qui la fournit.

2° La *notion des lésions de la maladie.* — C'est la *relation des sens qui la fournit.*

3° La *notion des symptômes et aussi des causes occasionnelles.* — *On l'acquiert traditionnellement,* et la médecine d'observation l'enseigne,

Pour terminer, là où les anatomo-pathologistes, qui ne veulent, *sensualistes en philosophie*, qu'accueillir la relation des sens comme élément de certitude, d'autres médecins veulent trouver une maladie, *un tout*, un composé de causes occasionnelles, de lésions et de symptômes dont le corps humain n'est après tout que le *substratum*.

Restent deux questions très-importantes à présenter :

Quelle est la nature pathologique du diabète? autrement dit : A quel groupe de maladies faut-il le rattacher? Comment le classer?

Quel doit être le traitement du diabète? ou mieux : Quel peut-il être ?

Dans la seconde partie de ces considérations sur le diabète, je désire traiter ces questions, *l'une de pathogénie, l'autre de thérapeutique.*

Quelle est la nature pathologique du diabète? Autrement dit : A quel groupe de maladies faut-il le rattacher? Comment le classer?

A une époque où la notion de la maladie est interprétée généralement d'une manière erronée, où elle est obscurcie par les agissements de telle ou de telle autre forme de l'organicisme, ce produit si direct et si logique du sensualisme en philosophie, qui n'envisage que le côté sensible, tangible de la maladie, l'altération matérielle, il est naturel que la recherche de la nature pathologique paraisse un rêve, une sottise dont il faille ne pas s'occuper.

Voilà où conduit une philosophie qui, logiquement cependant, mène la science à l'erreur. Partant de prémisses qui sont fausses, on arrive logiquement à une vérité de conséquence (*vérité en tant que se rapportant aux prémisses*) qui est une erreur.

Cette vérité de conséquence est déduite logiquement d'une vérité de principe qui est fausse, celle-ci, par exemple, en pathologie : — la maladie réside dans la lésion, dans l'altération des solides ou des liquides, — ce qui revient à dire : le tout réside dans la partie, *ou encore*, celle-ci représente la totalité.

Toute manifestation morbide, toute affection ne vaut, pathologiquement parlant, qu'en raison de la place qu'elle occupe, et le seul moyen d'arriver à une notion un peu précise *en art médical*, c'est de bien marquer la place de cette affection en nosographie, car, il ne faut jamais l'oublier, l'art procède de la science et il la suit.

Puisque l'occasion m'est offerte de pouvoir présenter mes convictions sur divers points de pathologie générale, je ne veux point y manquer.

A propos du diabète, quand il s'agit de définir sa nature pathologique, de le classer, surgit aussitôt une question de pathologie générale : *Reconnaître la nature pathologique de la lésion*.

Importante question, qui a justement préoccupé et qui préoccupe encore beaucoup de médecins, sous telle forme qu'on l'envisage.

Par rapport à la maladie, les uns ont fait de la lésion la *cause prochaine* de la première, les autres n'ont vu en elle qu'un élément, qu'une partie d'un tout, qu'une portion constitutive de l'unité morbide.

Les organiciens, quel que soit leur système d'ailleurs, ont adopté le premier de ces deux sentiments sur la lésion. Ils ont cherché la cause prochaine des maladies, la faisant résider tantôt dans les solides, tantôt dans les liquides, tantôt dans les deux à la fois : — ils ont pris pour une cause ce qui est un effet, — une *lésion symptomatique*, un *caractère de la maladie*.

Ainsi, quel rôle important n'a-t-on pas fait jouer aux altérations du sang? L'organicisme, *logique*, les a appelées les maladies du sang.

Hunter, le grand pathologiste, avait été frappé de cette singulière tendance des esprits.

Il avait dit : « Il n'est pas facile de s'expliquer pourquoi l'on a considéré les altérations du sang comme la cause de toutes les maladies.

Peut-être cette idée est-elle née de l'examen des qualités morbides que présente ce liquide après la saignée, mais cet état du sang est toujours un *symptôme secondaire* »

Bordeu disait encore, à un point de vue plus spécialement philosophique : « Ne nous aheurtons pas à courir après les premières causes que nous ne connaîtrons vraisemblablement jamais. » J'ai, en maintes occasions (1), assez démontré combien était vaine la recherche de la cause première pour n'y plus revenir.

Si les lésions ne peuvent être la cause prochaine des maladies, elles doivent alors devenir un des éléments de celles-ci, leur appartenir. C'est ce qui existe en effet.

Jusqu'ici, l'on a, à mon avis, assez mal posé les bases de tout livre d'anatomie pathologique.

On ne saurait sans doute trop travailler sur ce terrain et les investigations ne sauraient avoir des limites; mais il ne s'agit pas tant, comme point essentiel, de suivre

---

(1) Déjà en 1848, dans ma thèse inaugurale, *De la cachexie syphilitique*, et notamment en 1854, dans mon travail intitulé : *Considérations sur quelques affections scrophuleuses observées chez le vieillard*. Depuis, mes convictions n'ont point varié.

très-exactement telle altération dans ses parties les plus ténues et les plus difficiles à explorer que de l'examiner *dans* la maladie à propos de laquelle on l'observe, que de décrire les changemènts, les trans-formations qui marquent son évolution, l'espace de temps qu'elle met à parcourir ses périodes.

Encore une fois, loin de moi la pensée d'amoindrir ces belles recherches qui immortalisent une école et les hommes qui honorent la science. Il ne s'agit ici que du rôle de l'anatomie pathologique. Sur cette base, l'on peut dire que toute étude des lésions qui se place en dehors de la description des unités morbides ne fait plus partie de la pathologie : ce ne peut être que de la *physique*.

Comme j'ai tenu à le montrer en plusieurs circonstances, il faut constater par des faits cliniques la vérité de cette proposition. Rien de mieux pour prouver le bien fondé de mon argument et, en même temps, rien qui soit plus instructif pour les élèves.

Les *lésions à la peau* dans la *dartre*, dans la *scrophule*, ne sont pas les mêmes que dans la *syphilis*.

Les engorgements ganglionnaires ne sont pas identiques dans la *scrophule* et dans la *syphilis*. — Les *altéral ons de l'iris* ont, dans cette dernière maladie, des caractères tout à fait spéciaux.

Les *phénomènes de l'inflammation de l'intestin* ne sont pas les mêmes dans l'*entérite simple* et dans la *fièvre typhoïde*.

La *lésion du parenchyme pulmonaire* n'est pas la même dans la *pneumonie franche* (unité morbide) et dans la *pneumonie hypostatique des fièvres graves*, de la fièvre typhoïde en particulier.

Cette inflammation du tissu pulmonaire dans la

fièvre continue typhoïde a été fort bien décrite, isolée en quelque sorte, par M. Bazin.

Chacune de ces lésions a donc une physionomie particulière constituée par ses caractères extérieurs, les circonstances au milieu desquelles elle se développe, etc.

Cette physionomie, pour continuer à me servir de cette expression, afin de rendre ma pensée plus facile à saisir, s'appelle sa *nature pathologique*, la seule qu'il soit permis à l'homme d'observer et de comprendre. C'est d'ailleurs la chose dont il soit le plus utile d'avoir la la notion, car c'est sur la notion de la nature pathologique des maladies et des affections que repose toute la nosologie.

L'examen des infiniment petits en anatomie pathologique donne sous un nouvel aspect, plus précis si l'on veut, les caractères physiques de la lésion, mais il n'élargit pas la *notion pathologique* de celle-ci : il ne peut, en conséquence, fournir aucune donnée thérapeutique.

Le microscope, ai-je dit dans plusieurs de mes travaux, est un instrument plus parfait de recherches que les yeux et le scalpel, mais il n'est pas davantage. Il tend à perfectionner les notions acquises par les sens et voilà tout. Il est l'application de la physique à un point de la pathologie. Rien qui soit plus vain et plus ambitieux que de détourner de son vrai sens la notion acquise par ce moyen et de trouver dans une *parcelle* de l'altération la cause continente des maladies. C'est de l'organicisme, perfectionné si l'on veut, mais enfin c'est de l'organicisme.

En philosophie, c'est le sensualisme, ce système qui enseigne qu'*il n'y a rien dans l'intelligence qui n'y soit venu par les sens*, poussé à ses dernières limites.

Toutefois, je ne veux point repousser les recherches microscopiques. Je suis bien éloigné d'avoir un pareil dédain à leur égard et je m'en occupe moi-même. Je désire seulement qu'on ne leur fasse dire que ce qu'elles signifient en réalité et rien de plus.

Il y a peut-être des cas où elles peuvent apporter leur part d'autorité pour établir le diagnostic, mais ces cas sont rares, plus rares que l'ont prétendu des micrographes évidemment trop intéressés dans la question.

Ainsi, de toutes les tumeurs des mamelles, je n'en connais qu'une seule où l'examen microscopique puisse avoir des avantages : — c'est dans l'*engorgement chronique*, et encore il est rare qu'il soit nécessaire d'y recourir.

Je veux parler de cet engorgement qui n'a point été précédé d'une inflammation aiguë, d'un abcès et d'une suppuration prolongée, de cet engorgement qui a évolué lentement, sous l'influence d'une inflammation chronique. Cet engorgement, qui n'est point une maladie, mais une affection (*c'est-à-dire l'ensemble d'une lésion et d'un symptôme ou d'un syndrôme*) assez fréquente vers l'âge critique, chez les femmes qui ont été atteintes de la scrophule, surtout à sa forme commune, cet engorgement, dis-je, peut être confondu avec une tumeur squirrheuse.

Mais cet engorgement est souvent double, circonstance qui milite contre l'existence du squirrhe ; et puis, il faut s'aider des commémoratifs et des notions que l'on peut recueillir quant à l'hérédité. Ce n'est pas toujours chose facile. Les malades sont trop fréquemment d'une ignorance absolue à cet égard et quelques-unes tiennent à cacher, même à leurs dépens, des antécédents scrophuleux ; et puis, ces renseignements ne sont pas toujours recherchés avec assez de soin, pour cette raison même que beaucoup de médecins *voient toute la maladie dans l'engorgement de la mamelle* (1).

Quand on ne peut, dans des cas douteux, dans des cas où il est impossible d'établir une distinction, remonter de la lésion observée à la maladie dont elle est l'effet, je vois quelques avantages à faire l'examen microscopique de diverses parcelles de la tumeur. — Mais il faut que cet examen porte sur plusieurs régions de la tumeur et toujours sur des parties situées à une assez grande profondeur. Ces précautions sont indispensables. En effet, le cancer n'est point, à toutes les époques de son évolution, répandu de toutes parts et il ne constitue pas la tumeur à lui seul ; il est entouré par du tissu cellulo-

---

(1) C'est de cette façon et en interprétant ainsi les choses qu'il faut s'expliquer ces guérisons relevées avec tant d'éclat des cancers traités par les antiphlogistiques, par les fondants, par la compression, etc. Les personnes qui ont été si heureuses dans leur pratique ont eu affaire, dans la très-grande majorité des cas, à des *adénites simples* et non point à des squirrhes. Et d'ailleurs, même dans les tumeurs squirrheuses, il y a autour de la masse cancéreuse une sorte de gangue d'engorgement simple, d'engorgement inflammatoire qui, peu à peu, est destiné à se transformer en cancer.

Les fondants, la compression, quelquefois les émissions sanguines locales influencent heureusement ces engorgements, qui entourent la matière cancéreuse proprement dite. Cela fait l'affaire des charlatans auxquels se livrent les malades avec une si incroyable docilité que celle-ci accuse la somme immense de la bêtise humaine. Les charlatans ont vraiment beau jeu pour spéculer. — Au bout d'un certain temps, l'engorgement inflammatoire périphérique a diminué : reste le noyau cancéreux que les malades, trop confiants, cherchent toujours à faire disparaître à l'aide des fondants ou d'autres substances vantées, préconisées et *surtout* appliquées (car l'application se paie en sus et fort cher) par les mains habiles du guérisseur, — car cet homme, eût-il un diplôme, qui se met en dehors des voies de la science, n'est plus un médecin.

Mais, d'autre part, on voit ces méprises faites de bonne foi et très-consciencieusement par des médecins fort honorables qui ont la déplorable habitude de ne jamais voir la maladie que dans la lésion et, dans le cas présent, de méconnaître nécessairement la forme et la marche des cancers.

graisseux engorgé d'une épaisseur plus ou moins grande. On se place ainsi dans les meilleures conditions pour éviter l'erreur.

Toutefois, ces précautions prises, il ne faudrait pas conclure encore à l'absence d'un squirrhe si l'examen microscopique n'était point affirmatif, car on peut n'avoir examiné que des parties non encore transformées en cancer.

D'un autre côté, eût-on même, à l'aide de ce mode d'exploration, la certitude de l'existence d'un squirrhe que l'on ne possède encore, par le microscope, aucune notion sur l'étendue de ce cancer, sur la marche que, dans le cas donné, il devra suivre.

L'emploi du microscope est donc sans doute avantageux ; c'est un procédé ajouté aux autres modes d'investigation. Quand les autres font défaut, il peut à son tour donner quelques lumières, mais il est tout à fait déraisonnable d'en faire un criterium de vérité. Ce n'est ni philosophique ni médical. Du reste, il y a peu de vrais cliniciens qui se soient servis à ce point de vue et d'une manière aussi expressément exclusive du microscope ; il y en a peu qui lui aient accordé une valeur supérieure, à l'exclusion de tous les autres moyens de diagnostic. Le sens commun, plus impérieux que les systèmes, leur a dicté la vraie voie philosophique et médicale.

L'histoire naturelle, une science physique pure, peut, plus que la médecine, bénéficier des ressources très-réelles qu'offre le microscope, ainsi en histologie.

L'emploi de cet instrument, tel qu'il est entendu par un grand nombre, est dangereux pour la science. En effet, on ne possède ainsi qu'une notion très-incomplète de la lésion, celle de sa nature intime, comme on veut l'appeler.

J'admets que tous les observateurs d'un même fait, à l'aide du microscope, soient d'accord. Rien, en cela, qui doive étonner.

Mais ils partent d'un point de départ qui, en soi, est une vérité, *le fait observé par eux et reconnu identique par tous*, pour arriver à des résultats absurdes. Du reste, que de gens raisonnent ainsi ! Ils partent *d'une vé ité externe, objective ou de principe* (la cellule cancéreuse, par exemple), pour en venir à une autre vérité, *vérité interne, logique ou de conséquence* (la cellule présentant au microscope tels caractères définit à elle seule la maladie dite cancer). Cela revient à dire que cette cellule est une parcelle de la maladie dite cancer. C'est étroitement renfermer la maladie dans l'altération du tissu.

Pourquoi cette énormité ? — Parce que la vérité objective, étant particulière aux sciences physiques, se porte sur un objet (la lésion) qu'avant toute expérimentation on regarde comme la maladie. Aussi, dans ce cas particulier, comme dans tant d'autres que l'on pourrait citer, la *vérité de conséquence* est évidente et très-logique, tandis que la *vérité de principe* repose sur une base qui est fausse. Or, je le demande, dans toutes les branches des connaissances humaines, que de gens raisonnent très logiquement, en partant d'une donnée qui est complètement fausse !

Et, pour le dire en passant, le spectacle serait curieux seulement s'il n'était sinistre, de voir le sensualisme philosophique poussé à ses dernières conséquences, logiques d'ailleurs, semblant prétendre à des élucidations auxquelles nul, hormis lui, ne saurait prétendre, s'imposer comme le gouvernail, comme le mentor des connaissances humaines. Quelles sont les conséquences? et, dans bien des genres, quels tristes résultats!

Mais il s'agit de médecine, et si j'ai parlé ici du sensualisme, c'est pour affirmer davantage qu'une philosophie domine toutes les sciences, chacune en particulier, qu'elle donne à toutes un cachet, une allure, une marche qu'elles suivent forcément.

Les médecins micrographes, j'entends ceux qui abusent du microscope et qui, logiques d'ailleurs et partant de prémisses auxquelles ils tiennent avant tout, affirment, par leurs applications systématiques médicales, *qu'il n'y a rien dans l'intelligence qui n'y soit venu par les sens*, ne peuvent invoquer que le sensualisme, comme philosophie dirigeante. — Et dans les arts et dans toutes les connaissances humaines, dans celles qui touchent le plus près le bonheur des peuples, le sensualisme — et ses tristes conséquences — n'ont-ils pas pénétré? Mais occupons-nous exclusivement de médecine, cette bonne science où l'on est heureux d'apprendre, ce bon art où l'on est si heureux de soulager.

Ce n'est donc pas l'examen d'un seul caractère d'une altération morbide qui pourra éclairer sur la nature pathologique de celle-ci.

Que faudra-t-il faire?

Il faudra l'étudier sous tous ses aspects et, s'il y a du doute, la présenter successivement en quelque sorte dans le cadre de telle ou telle autre maladie pour voir si, cliniquement, elle y trouve son moule en quelque sorte, si elle s'y adapte convenablement.

Il y a des cas où, la maladie terminée, en tant qu'à sa période d'état, demeure la lésion, avec certains caractères qui lui sont propres : ainsi, ces engorgements de la rate et du foie après diverses fièvres intermittentes.

Ici, l'étude de la lésion permet de retrouver la nature de la maladie.

C'est bien ici que s'applique cet enseignement de Bacon : *Il faut remonter du simple au composé.*

Pourquoi retrouve-t-on, dans ces cas, la notion de la maladie?

Parce que ces lésions portent imprimées sur elles pour ainsi dire leur *nature pathologique*, autrement dit leur *qualification morbide.*

En résumé, toute lésion dont on ne recherche point la nature pathologique, à l'aide de l'expérimentation et des données fournies par la tradition, se borne à tomber désormais sous le domaine des sens. — Elle ne fait plus partie de la maladie. — L'étude faite à son sujet est une étude qui dépend de la physique. Ce n'est plus de la pathologie.

Le médecin qui, au lieu de chercher la nature pathologique de l'altération morbide, travaille à en connaître l'essence, ce médecin abandonne l'étude de la pathologie pour se livrer à des études sur la physique (1).

Sommes-nous bien loin du diabète? — Non. Il est toujours utile de marcher sur un terrain sûr et d'affirmer des convictions.

Quel doit être le traitement du diabète?

Il doit être en rapport avec sa nature pathologique : il doit combatre cette terrible désassimilation qui marche

---

(1) La physique, branche des sciences naturelles, est appelée à venir en aide à la pathologie, à éclairer toutes les notions qui viennent par les sens, mais jamais à la remplacer.

parfois avec une effrayante rapidité et dont les effets, si l'on n'a recours à un traitement actif et convenable, sont toujours désastreux.

La plupart des moyens qui ont été employés contre le diabète ont été choisis dans la série des médicaments analeptiques.

Les agents de la diététique ont été aussi mis à contribution, et avec raison. On a pris soin de refuser aux diabétiques toutes les substances alimentaires qui peuvent créer du sucre en plus grande quantité ou favoriser son expulsion par des voies anormales.

Tout cela est fort rationnel, et ce traitement, qui fait à peu près la base des prescriptions de M. le professeur Bouchardat, a aujourd'hui toute faveur.

Ainsi, l'on supprime les boissons et les aliments sucrés, on diminue beaucoup la quantité du pain et des féculents, ou mieux, on les supprime et l'on ne permet que le pain de gluten. Ce pain est fait avec de la farine qu'on a d'abord lavée pour la priver de la plus grande partie d'amidon possible (1).

On recommande la viande, les œufs, le poisson et l'on choisit parmi les légumes ceux qui ne sont pas féculents, du vin généreux et quelques substances qui sont tout à la fois des aliments et des médicaments, comme les aliments gras, l'huile de foie de morue et aussi le café noir et le thé sans sucre.— L'exercice au grand air, au soleil, des vêtements chauds, l'absence de toute espèce d'excès complètent ce traitement analeptique.

Ce n'est pas que la série des médicaments vantés

---

(1) Le gluten ou triticine est une substance organique que Beccaria a trouvée dans les graines des céréales. On l'isole par le lavage répété de la farine. Soumis à la chaleur, il se comporte comme les matières animales.

contre le diabète ne soit très-longue et je ne veux pas examiner la valeur de chacun de ces remèdes. Je veux seulement dire quelques mots de deux d'entre eux, les seuls qui conservent de la faveur : je veux parler des alcalins et du chlorure de sodium.

Avant que l'on ait conseillé, comme on l'a fait, les eaux de Vichy contre le diabète, l'on avait employé certains autres alcalins, l'eau de chaux (*Willis, Wott, Fothergill, Sauvages, Richard Broklesby*), la magnésie calcinée (*Hufeland, R. Willis*), etc. L'usage des eaux de Vichy a remplacé l'emploi des alcalins sortis des laboratoires.

« Les indications de la thérapeutique du diabète, dit M. Durand-Fardel, nous paraissent pouvoir se résumer actuellement dans les considérations suivantes : écarter le plus possible de l'organisme les conditions du phénomène morbide essentiel, la non destruction du sucre, en supprimant l'introduction des principes sucrés ; assurer l'accomplissement le plus régulier possible des fonctions digestives, activer les fonctions cutanées et tout ce qui peut concourir à l'oxygénation du sang (1). »

Plus loin, à la page suivante, M. Durand-Fardel reconnaît que les eaux de Vichy, dont l'effet, très-prompt d'ailleurs, a été de supprimer en grande partie la présence du sucre dans les urines ne conservent pas cette propriété après le traitement :

« Lors même que le sucre avait complètement disparu à Vichy, nous l'avons toujours vu se montrer de nouveau, au moins chez les malades que nous avons retrouvés ; mais cette réapparition du sucre, qui n'a quelquefois lieu que quelques mois après, s'opère en

---

(1) *Traité des eaux minérales*, page 734.

général dans de moindres proportions qu'auparavant. »

Mais enfin, les malades ne sont pas guéris.

On ne peut même savoir d'une manière bien nette si la privation des matières sucrées et des féculents n'a pas été pour beaucoup dans l'amélioration qui s'est produite. Les eaux alcalines n'offrent donc, en faveur de la guérison, que des chances très aléatoires, chances que possèdent au moins les eaux qui renferment du chlorure de sodium. Ce sel, dont l'action est si remarquable sur l'acte de la digestion, a été expérimenté et certes les résultats que l'on a obtenus peuvent parfaitement être mis en parallèle avec les résultats obtenus par les alcalins.

Voici comment M. Contour a apprécié, en 1844, dans son excellente *thèse inaugurale*, l'usage du chlorure de sodium :

« Sans vouloir le recommander comme un spécifique du diabète, sans vouloir vanter outre mesure son efficacité, je crois que le chlorure de sodium est appelé à rendre d'utiles services dans le traitement de cette maladie, dont il paraît susceptible d'enrayer la marche et de faire disparaître les symptômes, surtout s'il est administré à une époque où l'affection n'est pas très-avancée. Il a d'ailleurs une action incontestable sur la propriété saccharifiante de l'estomac, puisque, sous son influence, on voit le sucre diminuer de quantité dans les urines, *bien que le malade continue de manger du pain.* Or, nous ne pouvons espérer la guérison du diabète que quand nous aurons trouvé le moyen d'empêcher l'estomac de convertir en sucre les aliments dont nous faisons habituellement usage. »

A part les idées émises sur la production du sucre, idées émises en 1844, avant les travaux de M. C. Bernard, il reste acquis à la pratique que le chlorure de sodium fait diminuer le chiffre de la quantité du sucre dans l'urine, *bien que le malade continue l'usage du pain*, c'est-à-dire des substances amidonnées.

Cette expérimentation me porte tout naturellement à poser cette question :

Si, malgré l'usage du pain, la glycosurie diminue sous l'influence du chlorure de sodium, ne peut-on penser que ce sel doive agir sur la maladie elle-même, sur l'espèce morbide, et non pas seulement sur sa lésion?

Il y a certainement des recherches cliniques très-intéressantes à faire sur ce sujet et, d'autant plus, que, sous bien des rapports, le fait paraît prouvé.

De là à déduire l'utilité des eaux chlorurées sodiques, il n'y a qu'un pas.

L'expérience confirme ces données de l'induction.

On a songé aux bains de mer, mais l'hydrothérapie marine n'est rien moins qu'indiquée, et l'on sait par expérience qu'elle ne donne que des résultats très incomplets. De plus, l'usage de l'eau froide n'est pas toujours sans danger dans une maladie où la force de résistance est tellement au-dessous de son niveau normal.

« M. Gaudet, dit M. Durand-Fardel (1), lorsqu'il a publié son excellent ouvrage sur les *bains de mer*, paraissait n'attacher que très-peu de valeur à la médication marine dans le diabète. Il avait vu l'appétit augmenter, les progrès de l'affaiblissement se suspendre, une apparence de santé se montrer, *mais sans que la soif et l'hypersécrétion urinaire eussent été modifiées un seul instant*. M. Gaudet n'avait vu à cette époque qu'un petit nombre de diabétiques. Mais, dix ans plus

---

(1) *Traité des eaux minérales*, page 744.

tard, il n'était pas beaucoup plus explicite sur ce sujet. Les faits qu'il avait observés jusqu'alors n'étaient encore ni assez nombreux ni assez complets pour lui permettre de poser des conclusions formelles sur la portée thérapeutique de cette médication. Cependant, il a obtenu plusieurs fois des modifications favorables dans les degrés moyens de la maladie, et il a remarqué au contraire de l'aggravation dans les degrés extrêmes. « Les bains de mer, dit M. Gaudet, ne doivent être considérés, dans les cas de ce genre, que comme un auxiliaire excellent à la reconstitution de l'état général, quand on est en mesure de l'obtenir. » M. Bouchardat exprime parfaitement l'indication des *bains de mer*, en disant qu'ils ne doivent être employés que chez les diabétiques capables de réagir. La réaction ne s'obtient pas seulement par les forces intrinsèques de l'organisme ; elle s'obtient aussi par les conditions dont on entoure les malades. C'est ainsi qu'un exercice très-actif est indispensable en faisant usage des bains de mer. Il ne faut donc pas prescrire ces derniers chez les diabétiques incapables de prendre un exercice suffisant. »

Parce que le bain de mer, dans le diabète, ne modifie en rien la soif et l'hypersécrétion urinaire, ce serait faire un mauvais procès aux eaux chlorurées sodiques que d'en conclure à leur inefficacité contre le diabète.

C'est le mode d'emploi qui est désastreux.

Le bain de mer, ai-je dit, n'est qu'une forme, qu'un procédé en hydrothérapie. Il n'est point autre chose.

Or, pour profiter de l'hydrothérapie, dans des cas qui doivent être parfaitement déterminés, il faut encore avoir la force de réagir. Autrement, le patient, *et c'est alors sans exagération un vrai patient*, est en quelque sorte stupéfié et, que peut-il résulter, immédiatement ou bientôt, de ces perturbations quotidiennes imposées à l'organisme?

J'ai vu, en 1843, dans la pratique de Martin-Salon, quelques-uns des résultats obtenus par le chlorure de sodium, et mentionnés par M. Contour.

En 1863, j'ai donné des soins à un diabétique à Salins. Sous l'influence de l'eau chlorurée sodique, et bien qu'il mangeât encore du pain, en petite quantité il est vrai, la soif, l'hypersécrétion urinaire et la quantité du sucre diminuèrent beaucoup. En même temps, l'état général s'était amélioré.

Depuis, j'ai eu bien des fois à constater des effets identiques.

Ce traitement doit consister en bains modérément et graduellement minéralisés. — De plus, il faut boire de l'eau de la source.

Dans certains cas où la production du sucre serait très-considérable, je recommande, comme complément de traitement, une certaine dose d'eaux-mères à l'intérieur, *une à deux cuillerées à café* dans une tasse de bouillon.

En résumé, le diabète est une affection qui dénote une désassimilation profonde et la présence du sucre dans les humeurs et même dans les tissus en est la lésion principale, lésion qui a d'ailleurs son origine très probablement dans la moelle allongée, au niveau de la naissance du pneumo-gastrique.

Du fait de sa nature pathologique, le diabète paraît être une affection de la scrophule.

En dehors des analeptiques et de la diététique, les eaux alcalines et les eaux chlorurées sodiques sont, de tous les médicaments qui ont été employés, ceux qui doivent conserver la faveur des thérapeutistes.

Les eaux alcalines, Vichy en particulier, modifient

promptement la lésion, la présence anormale du sucre dans l'urine.

Les eaux chlorurées sodiques atteignent un but plus élevé : elles combattent plus efficacement la désassimilation, cette lésion qui s'impose d'une manière si accentuée à cette manifestation spéciale et dangereuse de la scrophule. Elles sont le médicament le plus puissant à opposer à cette affection ; elles sont en quelque sorte la digue la plus sûre à opposer aux progrès de la maladie constitutionnelle dont le diabète est l'une des plus terribles affections. Ainsi, le chlorure de sodium peut, par son action spéciale et connue, justement appréciée, prévenir l'évolution des tubercules, ce *summum* de la maladie, sa période ultime, en laquelle se résument en quelque sorte les manifestations antérieures.

C'est bien ici que s'applique la pensée de M. Bouchardat : le tubercule est le résultat de la misère physiologique.

Le chlorure de sodium est certainement, bien manié, l'agent le plus puissant, le plus actif, pour prévenir cette conséquence.

Outre leur action reconstituante, les eaux chlorurées sodiques, à l'exclusion des bains de mer, je veux dire à l'exclusion des pratiques de l'hydrothérapie dans la grande majorité des cas, ont sans doute une action plus intime, plus directe contre la maladie, contre l'unité morbide.

L'expérience a prouvé leur utilité incontestable, au moins égale à l'utilité que l'on trouve dans l'emploi des alcalins.

Je rappelle encore, car le fait est très-important, que l'usage du chlorure de sodium fait diminuer la glycosurie, alors que cependant des matières amidonnées, comme le pain, sont ingérées dans l'estomac.

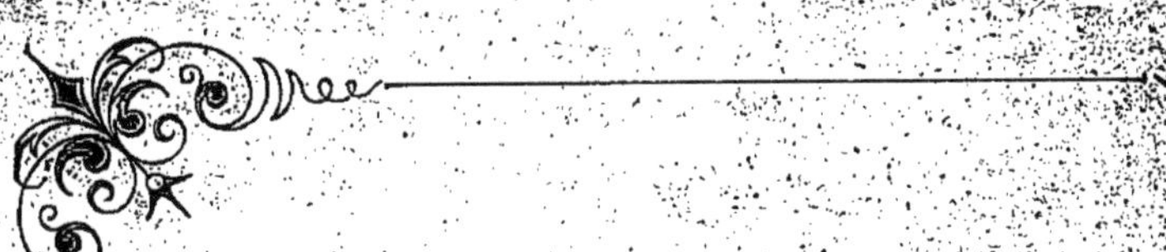

Lons-le-S., imp. V. Damelet. — 208-77.